AF401610

DU BÉGAIEMENT & DE SA GUÉRISON

EXTRAITS DU RAPPORT

À MM. LES MEMBRES DU JURY

À L'EXPOSITION UNIVERSELLE DE LYON 1873

SUR LA

MÉTHODE CHERVIN

PAR LE

COMITÉ POUR L'INSTRUCTION PUBLIQUE

MM. PONCIN, Chef d'Institution, *Président ;*
BELLIN, Docteur en droit ;
BERCHOUD fils, Docteur en médecine ;
BURDIN, Architecte ;
SARRET, Pharmacien ;
JUTET, Docteur en médecine, *Rapporteur.*

LYON

—

1873

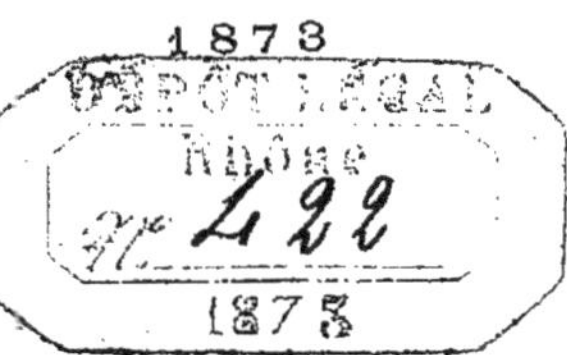

DU BÉGAIEMENT & DE SA GUÉRISON
PAR LA MÉTHODE CHERVIN

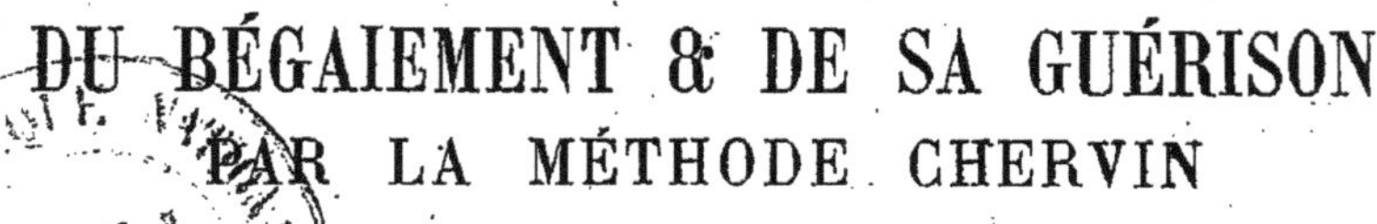

EXTRAITS DU RAPPORT

FAIT, LES 11 & 15 JUILLET,

A L'EXPOSITION UNIVERSELLE DE LYON,

AU NOM DE LA COMMISSION NOMMÉE A CET EFFET,

en l'assemblée du 24 juin 1873,

Par son Secrétaire rapporteur, le docteur JUTET, de Lyon,

Deux fois lauréat de la Société de médecine, ancien professeur, membre titulaire de la Société d'éducation, de la Société littéraire, historique et archéologique, de la Société linnéenne, ancien Secrétaire général de la Société des sciences industrielles, et Secrétaire archiviste de la Société de statistique et météorologie médicales de Lyon, médecin vaccinateur du département, médecin du Dispensaire général, du Dispensaire spécial, du Bureau de bienfaisance de la même ville,

Membre correspondant de la Société de médecine et de chirurgie pratiques de Montpellier, de celle des Amis des Sciences naturelles de Rouen, etc., du Congrès médical de 1864, du Congrès scientifique de 1868, etc.

MESSIEURS,

Le 24 juin 1873, à quatre heures de relevée, un certain nombre de personnes se trouvaient réunies dans le Palais de l'Exposition universelle de Lyon, sur une invitation de son Directeur, à l'effet d'y étudier et apprécier la méthode de M. Chervin aîné, pour la guérison du bégaiement.

Devant l'exposé des motifs, l'assemblée a jugé qu'il y avait lieu, pour remplir la mission qu'on lui faisait l'honneur de lui confier, de nommer dans son sein une commission, qui dirigerait et résumerait le travail d'observation consciencieuse et sérieuse, dont le résultat devait sanctionner, encourager, désapprouver ou blâmer l'œuvre qui allait lui être soumise.

On nomma donc immédiatement : comme Président, M. PONCIN, chef d'institution à Lyon, membre de la Société d'éducation, de la Société des sciences industrielles, de la Société linnéenne de Lyon et de la Société d'émulation du Jura ;

Comme membres :

M. Gaspard BELLIN, docteur en droit, juge au Tribunal civil, l'un des Présidents de la Société protectrice des animaux, ancien Secrétaire de la Société littéraire ;

M. le docteur Berchoud fils, membre de la Société d'éducation de Lyon, d'émulation médicale de Montpellier, médecin du Dispensaire général de Lyon ;

M. Sarret, pharmacien à Lyon ;

M. Burdin, architecte ;

Comme Secrétaire rapporteur, le docteur Jutet.

Et aussitôt, sans désemparer, on se mit à l'œuvre, qui consistait, pour cette première séance, à étudier les éléments de la question.

Le cours a réuni 10 élèves, dont 2 du sexe féminin :

4 élèves avaient de 10 à 15 ans.
2 — de 15 à 20 ans.
4 — plus de 20 ans.

La 1re catégorie était très-bègue, mais beaucoup moins que la 2e et surtout que la 3e, dont un sujet avait été exempté du service militaire par son numéro de tirage, et deux pour cause de bégaiement. Le 4e sujet de cette catégorie a fait sept ans de service, avec un bégaiement excessif, et certainement contre toutes les interprétations du règlement du 2 avril 1862 (art. 215), ainsi conçu :

« Le bégaiement, quelle qu'en puisse être la cause, rend impropre au service militaire, non-seulement parce que, portée au point d'empêcher de crier : *Qui vive ?* ou de transmettre intelligiblement une consigne, cette infirmité peut compromettre la sûreté d'un poste devant l'ennemi, mais aussi parce qu'elle empêche les hommes de parvenir aux grades, même les moins élevés, en les mettant hors d'état de répéter les commandements, avec la promptitude, l'intonation, la dignité nécessaires, et qu'on ne peut obliger à servir un sujet auquel une disgrâce de la nature, quoique légère, interdirait l'espoir de l'avancement et des récompenses auxquels tous sont appelés à concourir.

« Les opérations de ténotomie, si souvent faites, il y a quelques années, pour remédier au bégaiement, sont complétement abandonnées aujourd'hui.

« Le plus fréquemment, après avoir scrupuleusement examiné les organes de la parole, le médecin n'y découvre aucune altération à laquelle il puisse attribuer l'infirmité dont il s'agit ; aussi n'en est-il pas qu'on ait plus de tendance à *simuler*. Le rôle de l'officier de santé, dans ce cas, se réduit à rassembler des probabilités et à apprécier l'exagération, qui pourrait être faite dans les cas légers.

« Quelle que soit cependant la force des présomptions suggérées par l'examen le plus scrupuleux, il est rare que celui-ci puisse dispenser de l'enquête publique, aussi souvent nécessaire que pour la surdité et le mutisme. »

A cette occasion, on nous cite un soldat très-bègue, qui passa la moitié de son service à la salle de police, parce qu'on l'accusait de simuler son infirmité. Cette circonstance et bien d'autres de différentes natures nous font vivement désirer la prise en considération de la proposition de M. Chervin, à savoir : 1° que l'Etat fournisse à chaque bègue le moyen de se guérir de son infirmité, en vulgarisant la méthode Chervin parmi toutes les institutions primaires ; 2° que le bégaiement ne soit plus considéré comme un cas d'exemption du service militaire. Cette proposition, formulée deux fois à la Sorbonne, en 1865 et 1866, et en 1873 devant l'Assemblée nationale, est aussi humanitaire que patriotique (1). Elle aurait le double but, et de

(1) A MONSIEUR LE PRÉSIDENT DE L'ASSEMBLÉE NATIONALE.

En présence des nécessités, pour la France, de redevenir la première puissance armée, je prends la liberté respectueuse de renouveler, devant l'Assemblée nationale, le vœu

rendre la parole à des malheureux, qui sont presque aussi à plaindre que s'ils en étaient privés, et de rendre chaque année à l'armée plus de 1,000 conscrits, qui sont exemptés du service militaire, pour cause de bégaiement. Dira-t-on que le service auxiliaire très-mal défini, ou plutôt point du tout défini, par la dernière loi (du 22 juin 1872) sur le recrutement, recevra les bègues ? Non, car ce serait une iniquité pour eux et un embarras pour les corps de les prendre, et ce serait une injustice de ne pas les guérir, de les rejeter et d'en prendre d'autres à leur place (1).

Classification.

Il a donc été constaté, le 24 juin, que, sur 10 sujets qui nous étaient présentés comme inscrits pour le cours qui allait commencer, l'un n'a pas pu articuler ou plutôt émettre un seul son devant la Commission ; les autres, plus ou moins infirmes, ont été classés de la façon suivante, après nous être posé pour règle et base de classification que, dans le bégaiement, on remarque ou une syllabe expirée, ou une syllabe inspirée, ou, enfin, une syllabe butée. Cette remarque nous conduit à la classification suivante : bégaiement inspiré, bégaiement expiré et bégaiement buté ou muet.

Dans ces trois sortes de bégaiement, les traits du visage sont, chez certains sujets, dans une grande agitation nerveuse ; chez d'autres, dans une immobilité complète. Cette seconde remarque nous indique une subdivision dans la classification adoptée, et dont nous allons faire usage.

que j'ai émis à la Sorbonne, en 1865 et 1870, à savoir : *que le bégaiement ne soit plus considéré comme cas d'exemption du service militaire.*

Ce vœu est fondé :

1º Sur ce que le bégaiement peut être corrigé, comme tous les autres vices de prononciation ;

2º Sur ce que le bégaiement coûte à l'armée plus de 1,000 hommes chaque année, soit plus de 20,000 hommes, dans la période militaire ;

3º Sur ce que le bégaiement, qui est une infirmité aussi préjudiciable sur les bancs de l'école que dans le monde, est souvent entretenu par les familles, en vue de l'exemption militaire ;

4º Sur ce que, enfin, la suppression de ce cas d'exemption conduirait conséquemment à la création de l'enseignement gratuit des bègues, enseignement qui viendrait au secours de plus de 100,000 personnes, presque aussi à plaindre que si elles étaient complètement privées de l'usage de la parole.

A l'appui de ma proposition, dont le but est tout à la fois humanitaire et patriotique, j'ai l'honneur de joindre, Monsieur le Président, plusieurs rapports officiels et mémoires imprimés, en vous offrant de les compléter par d'autres travaux inédits.

Je suis avec le plus profond respect, Monsieur le Président, votre très-humble et très-obéissant serviteur,   CHRAVIN aîné,

Directeur fondateur de l'Institution des Bègues de Paris.

Paris, 10 juin 1873.

(1) La circulaire ministérielle du 3 avril 1873 (*Journal militaire* du 10 juin 1873, page 497, § 70 du tableau nº 1), dit que :

« Le bégaiement très-prononcé, le mutisme (congénital ou accidentel) rendent impropre au service actif ou armé. »

Et page 500, tableau nº 2, § 13, que :

« Le bégaiement, quand il n'est pas excessif, permet de placer l'appelé dans le service auxiliaire. »

Les élèves que nous avons eu à examiner ont été rangés de la manière suivante, avec un n° d'ordre :

Bégaiement expiré { non grimacé { n° 1.
                 { grimacé { — 2, 3, 4.

  —   inspiré { non grimacé {
              { grimacé { n° 5.

  —   buté { non grimacé { n° 6.
           { grimacé { — 7, 8, 9, 10.

Sur chacun de ces élèves, nous avons recueilli les renseignements suivants :

1° Élève n° 1, sexe masculin, né à Lyon, 12 ans, devenu bègue à l'âge de 4 ans, à la suite d'une frayeur. Personne ne bégaie dans la famille. Difficultés vocales et d'articulation. L'élève prononce ainsi : aaaaavancer, réréréréréfufufufutation, parararararhasard, fait six ou huit tentatives pour articuler le premier son, ne sait pas expirer. Ici l'impression morale domine ;

2° Élève n° 2, masculin, 15 ans, élève en retard, a commencé à bégayer à 9 ans ; nez épaté, tempérament strumeux, tremblements spasmodiques des muscles de la face. Ici, c'est la nature physique qui l'emporte, le sujet essaie au moins cinq fois l'émission du son vocal. Le père et le frère aîné bégaient. Air expiré en pure perte, mouvements spasmodiques de tout le masque. L'élève prononce ainsi : cececependant, duuuuuumoins, bbbbbibijoutier, tttttatamis ;

3° Élève n° 3, sexe féminin, 12 ans : a toujours bégayé, émission convulsive des voyelles et des consonnes. Personne ne bégaie dans sa famille. Allures niaises, maxillaire inférieur proéminent.
L'élève prononce Cuuuuuuris (1), vvvvvvvvvvvvous, ccccccccinq ;

4° Élève n° 4, sexe masculin, 29 ans, bègue de naissance, né à Chambéry (Savoie). Il a été enrôlé en 1866, par l'accord unanime du conseil de révision et, a fait 7 ans de service au 74e de ligne. Il était cultivateur et ne peut pas arriver à dire *qui*, quand nous lui demandons de crier *qui vive* ? n'a commencé à parler qu'à l'âge de 8 ans. Personne ne bégaie dans son entourage. — Mouvements convulsifs de la mâchoire inférieure, spasmes des lèvres, des muscles, de la poitrine et de l'abdomen. Il dit : ppppassé, bbbbbbonjour ;

5° Élève n° 5, sexe masculin, 8 ans, a toujours bégayé. Son père bégaie beaucoup. — Émission du son, pendant l'inspiration, comme chez les ventriloques, parole aspirée, suffocations, grimaces ;

6° Élève n° 6, sexe féminin, 17 ans, bègue de naissance. La mère a beaucoup bégayé et bégaie encore très-sensiblement. — Tension anticipée des cordes vocales, brusque ouverture de la glotte, succédant à sa complète occlusion, arrêts très-prolongés devant chaque syllabe ;

7° Élève n° 7, sexe masculin, 23 ans, devenu bègue, à l'âge de 8 ans, à la suite d'un coup de pioche reçu sur la tête. Exempté du service militaire. Personne ne bégaie autour de lui. — Saccades convulsives de la voix, brusques détentes de l'orifice glottique, qui le

---

(1) Curis-au-Mont-d'Or, nom de son village.

font aboyer, raideurs tétaniques dans la tête, les bras et les jambes. Impossibilité de parler ;

8° Élève n° 8, sexe masculin, 17 ans : a toujours bégayé, a un grand-oncle paternel qui bégaie beaucoup. — Haltes convulsives, difficultés respiratoires, lèvres crispées, impossibilité d'avancer ;

9° Élève n° 9, sexe masculin, 23 ans, bègue de naissance. A servi pendant la guerre, bégaie moins depuis qu'il fait partie d'une société chorale. Personne ne bégaie dans sa famille. — Occlusions fréquentes et anormales de la glotte, suspension pénible et momentanée de la voix, motilité des lèvres, muet;

10° Élève n° 10, sexe masculin, 34 ans, bègue depuis l'âge de 4 ans, par suite d'une frayeur occasionnée à la vue d'un combat accidentel de porcs. Pas de bègue dans sa famille. Inspiration bruyante, contractions tumultueuses de la langue, mouvements de détente dans la tête, secousses convulsives, inutiles et violents efforts pour parler.

Sur ces dix élèves, trois étaient de vrais aboyeurs et deux des buteurs complets.

Au milieu des élèves que nous connaissons, se sont rendus deux anciens élèves dont la guérison est tout-à-fait complète : c'est, d'une part, une demoiselle de 24 ans, qui a suivi un cours, à Lyon, il y a six mois ; c'est, d'autre part, un jeune homme, à peu près du même âge, qui a été traité, il y a cinq ans, à Paris, et qui est aujourd'hui voyageur de commerce à l'étranger. Tous les deux parlent avec la plus grande facilité et sans accent méthodique.

Nous avons encore vu, à ce cours, une sourde-muette reconnaissante et qui venait, comme chaque année, remercier M. Chervin, qui lui a appris à entendre par les yeux ou à lire sur les lèvres de son interlocuteur et à lui répondre très-distinctement et très à-propos. Ce travail a duré 8 ans. Cette demoiselle, aujourd'hui âgée de 22 ans, est une habile fleuriste. M. Chervin a eu le même succès avec un jeune homme, dont il vous sera parlé plus tard.

Vous avez assisté, le 24 juin, à une première séance, dans laquelle vous avez pris connaissance de l'état des différents sujets à traiter.

Aujourd'hui, 11 juillet, vous assistez à une dernière séance où vous venez de constater le résultat du traitement des bègues les plus infirmes par une méthode que la Commission, investie de votre confiance, a suivie pas à pas durant ces vingt jours.

Pour vous rendre compte de la mission que vous nous avez confiée, nous avons cru devoir suivre d'abord l'ordre chronologique des faits, qui constitue l'œuvre à étudier par la Commission ; vous exposer, dans cet ordre, ce qui s'est passé, ce que nous avons observé, sans nous préoccuper de rien autre ; puis, revenant à l'ordre logique, vous dire ce que l'étude historique, scientifique, critique, pédagogique, biographique et bibliographique de la question nous aura appris. Ainsi, Messieurs, vous avez vu ces malheureux, les uns de vrais muets, les autres de vrais aboyeurs, d'autres poussant leur langue comme des épileptiques ou des maniaques. Vous avez vu, le 24 juin, ces malheureux de tout âge, dont quelques-uns essayaient durant vingt et même quarante-cinq secondes de prononcer une syllabe ou d'émettre un son articulé.

Vous les avez vus, le 11 juillet, lisant, récitant, parlant, répondant, racontant ce que vous leur faisiez improviser, sans que vous trouviez dans leur langage rien que de très-ordinaire, si ce n'est une légère apparence du rhythme cadencé, qui a servi à faciliter leur guérison et dont ils ont gardé une instinctive habitude.

Vous avez vu avec quel intérêt les élèves se suspendaient aux lèvres de leurs patients et dévoués professeurs, comment ils trouvaient dans leurs yeux et leur physionomie l'indication et le guide de tous les organes mis en jeu.

Vous avez constaté que, dans cette infirmité, purement nerveuse (et la preuve est qu'elle guérit sans opération et qu'une opération ne la guérit pas), il n'y avait que des troubles fonctionnels dont le traitement a été institué à l'aide d'exercices bien ordonnés des différents organes en désarroi, depuis le système nerveux de la vie de relation (intelligence, sensibilité, volonté), jusqu'à la pose générale, la respiration, l'émission et l'articulation des sons, etc. Vous avez constaté que, dans le traitement comme dans la maladie, le professeur avait su trouver l'unité dans la variété ; qu'après l'exercice isolé des différents organes, il les exerçait tous ensemble et arrivait même à exercer ensemble les différents élèves.

Vous avez constaté que le traitement avait lieu, sans opération et sans aucun instrument, sans cailloux, sans boule de caoutchouc, sans plaque dentaire, sans fourchette sublinguale, voire même sans pince-nez, au moins pour les élèves, sinon pour l'assistance.

Vous y avez constaté que les exercices nombreux et gradués ont lieu : 1° sur les voyelles isolées, puis combinées entre elles ; 2° sur les consonnes isolées, puis sur les consonnes combinées entre elles ; que les voyelles et les consonnes y sont ensuite combinées entre elles comme monosyllabes ou polysyllabes, plus ou moins aptes à exercer tel ou tel mouvement de tel ou tel organe, et que la lecture des nombres chiffrés et à traduire termine les exercices.

Enfin, que des phrases découpées, puis des alinéas et des pages entières formant un ensemble d'idées et d'exercice vocal, constituent le matériel du traitement ; que l'opération a lieu sans effusion de sang, absolument sans coup férir ; qu'il n'y a de corps étranger que ce magnétisme (passez-moi ce terme, pour me faire comprendre en peu de mots) qui des yeux des professeurs toujours aussi ardents et aussi patients que croyants, entre par ceux de l'élève, dans son système nerveux, pour le soutenir, le contenir et le guider.

Maintenant, Messieurs, que vous avez vu et constaté les faits, du commencement à la fin, votre Commission va vous soumettre un très-court résumé d'ensemble, tiré de son étude hâtive sur le bégaiement, sa nature, son origine, ses divers modes de traitement et leur valeur réelle, le tout éclairé par quelques réflexions critiques sur ce qu'on est dans l'habitude d'appeler l'état de la question, dans la science.

Veuillez prêter une bienveillante attention à cette lecture qui, peut-être, pourra laisser à désirer quant à la forme, pour être digne de tout votre intérêt, mais qui, soyez-en convaincus, est le résultat ingrat, très-ingrat d'une tâche difficile, non-seulement parce qu'elle a dû être très-laborieuse, étant remplie en quelques jours, mais difficile surtout, parce qu'elle entraîne ici l'obligation, délicate à remplir, de dire à la face de l'Europe, au nom de l'honneur et de la justice, la vérité tout entière sur la question qui nous préoccupe, et cette vérité sera d'autant plus difficile à dire que, pour la défendre, en défendant notre concitoyen, notre « ancien instituteur lyonnais, » notre collègue des sociétés savantes de Lyon, nous aurons à protester avec énergie contre l'outrecuidance de certains journalistes parisiens, qui n'a trop souvent d'égale que leur ignorance des choses qu'ils dénaturent avec plus ou moins de bonne volonté et de parti pris.

Nous allons d'abord vous indiquer très-succinctement l'opinion générale, ou plutôt universellement acquise, aujourd'hui, sur la nature du bégaiement ; nous vous lirons ensuite quelques notes sur la cause du bégaiemen¹, les différentes méthodes de traitement comparées à celle que vous venez de vérifier. Puis, après la justification bio-bibliographique de notre collègue et compatriote, nous finirons par la statistique et les conclusions.

Définition, nature, origine du Bégaiement.

Le bégaiement est, sauf de très-rares exceptions, une affection nerveuse, sans vice de conformation des organes : c'est le fait d'un défaut d'équilibre entre la pensée, la volonté de l'exprimer et la faculté de le faire.

Cette affection est tellement nerveuse, qu'elle naît ou reparaît sous l'impression de la frayeur ou de la colère.

Le bégaiement est plus fréquent et plus grave chez les enfants que chez les grandes personnes. Il est plus fréquent chez les hommes que chez les femmes. Quant à ses causes, on peut les trouver tantôt dans un état de nevrose générale, conduisant à un bégaiement, par faiblesse dans les fonctions du centre nerveux, présidant à l'intelligence, tantôt chez des sujets non faibles, mais ressemblant aux épileptiques : leurs idées surabondent et, dans le tourbillon, ils sont étourdis, et ne peuvent plus choisir les moyens de les exprimer.

La région, pas plus que le niveau des lieux, ni l'endémie, ni la consanguinité ne peuvent rendre compte de la fréquence du bégaiement. Certaine éducation sociale a pu fournir l'explication de cette infirmité, dans certains pays, et faire préconiser l'éducation et l'instruction primaire *familiale*.

L'hérédité y joue un rôle assez marqué.

Traitement du Bégaiement.

On peut diviser l'histoire du traitement des bègues en plusieurs époques, qui sont caractérisées par la nature des procédés employés pour guérir, encore plus que par les idées adoptées sur la nature de cette infirmité, idées qui se réduisent à deux principales :

1º Celle d'une affection nerveuse ;

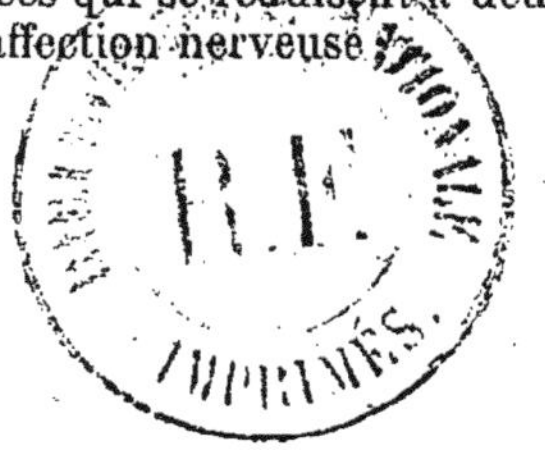

2º Celle d'un vice de conformation exigeant l'intervention chirurgicale; aussi, il y a eu :

A, une période gymnastique physique adoptée par intuition, mais restée imparfaite, parce qu'elle n'était pas complète ;

B, une période chirurgicale très-souvent malheureuse et tombée en désuétude, à cause de son inutilité et de sa nocuité ;

C, une période de gymnastique morale, intellectuelle et physique, qui a sa raison d'être et qui persiste, parce qu'elle a des succès qui sont dus à ce qu'elle est complète et que son application a été comprise et entreprise par des gens qui avaient l'aptitude et la patience en partage.

Les principaux procédés qui ont été employés, sont les suivants, déjà exposés dans le tableau ci-joint, par le docteur Lizé :

Dupuytren prescrit un langage à peu près semblable aux récitatifs de nos opéras ;

Itard place une petite fourchette sous la langue et conseille l'étude d'un dialecte étranger ;

Rullier, Deleau et *Magendie* conseillent l'étude des éléments de la parole ;

Voisin s'occupe en théorie, moins de la langue que des nerfs ; mais il conseille encore les cailloux de Démosthènes ;

Cormac indique une profonde inspiration, avant de parler, et recommande d'unir des sons entre eux ;

Mme *Leigh* conseille l'application du bout de la langue au palais, pendant l'acte de la parole ;

Malbouche est plus exigeant que Mme Leigh, dont il est le concessionnaire : il veut la totalité de la langue au palais ;

Hervez de Chégoin a recours à la fourchette d'Itard et à un cercle d'argent, qui double intérieurement les arcades dentaires, pour les rapprocher de la langue ;

Wutzer emploie une petite plaque, qui recouvre la concavité de la mâchoire inférieure et qu'il fixe à une dent, comme un râtelier artificiel ;

Graves recommande aux bègues d'oublier leur infirmité et de compter leurs syllabes sur leurs doigts ;

Achat fait remarquer aux bègues qu'ils ont tort de respirer par le nez, et leur enseigne la respiration normale ;

Serres (d'Alais) fait syllaber brièvement et rapidement les mots, en tirant brusquement les bras de son élève, à chaque syllabe difficile. Il invente l'*iscchrone* ;

Colombat conseille l'inspiration de Cormac, la position élevée de la langue de Mme Leigh, la rétraction des lèvres de M. Serres, l'étude des lettres de MM. Rullier, Deleau et Magendie. Mais il invente le *relève-langue*, le *bride-lèvres*, les *plaques interdentaires*, le *muthonome*, etc. ;

Arnott, Muller, Mallec et *Schulthess* proposent d'unir les mots en un seul, par des intonations intercalées jusqu'à épuisement de l'haleine ;

Morin tourne la difficulté, en conseillant de chanter la consonne rebelle ; il conseille aussi l'emploi des boules de caoutchouc, introduites dans la bouche entre les joues et les arcades dentaires ;

Jourdan et *Becquerel* recommandent de retenir l'air en parlant ;

Enfin, *Violette* préconise la gesticulation de M. Serres.

La Méthode Chervin est, comme le dit fort bien le Dr Janssens, basée tout à la fois sur une *gymnastique physique*, qui ramène lentement les organes vocaux à leur état primitif et normal ; sur une *gymnastique intellectuelle* qui, par la réflexion, la connaissance pratique du mécanisme de la parole, de la structure de la phrase et de l'art de parler, fortifie l'acte du cerveau ; enfin, sur une *gymnastique morale*, qui donne à l'esprit la confiance, la tranquillité et une complète liberté. Cette méthode comprend deux traitements : un traitement général, qui embrasse tout l'homme physique et moral, et un traitement spécial de tel ou tel agent de la parole, dont l'état anormal est accusé par le genre de bégaiement. Mais le professeur rejette bien loin, comme inutiles et barbares, les gros et petits cailloux, les boules de caoutchouc, les refoule-langue, les plaques interdentaires, les bride-lèvres, etc., dont on a rempli de nos jours la bouche des pauvres patients, comme aussi il exclut tous remèdes et opérations, condamnés par l'expérience des plus savants praticiens.

C'est une méthode basée sur l'imitation, qui joue un si grand rôle dans l'éducation. Le maître seul, qui connaît pratiquement la façon de s'en servir, peut apprendre aux autres à jouer d'un instrument.

La méthode de M. Chervin, sa manière de comprendre le bégaiement est en accord parfait avec les idées exprimées à ce sujet par le professeur du Val-de-Grâce, auteur de l'ouvrage intitulé : *Des maladies simulées et des moyens de les reconnaître.*

Tout semble donc militer en faveur de cette méthode, qui est une véritable invention, digne de toute la sollicitude du législateur.

Méthode de traitement.

On a offert bien des conseils aux bègues et la plupart fort excellents. Ainsi, on leur a dit : Parlez lentement, desserrez les dents, remuez les lèvres, nuancez la voix, respirez à propos, accompagnez vos paroles d'un geste naturel, etc., etc. M. Chervin ne dit pas autre chose, mais, joignant l'exemple aux préceptes, il ajoute : Regardezmoi et faites comme moi. Et il exécute et fait exécuter à ses élèves une série considérable d'exercices de langage, bien gradués, bien variés et révélant l'esprit cultivé et observateur de leur auteur.

On ne s'en est pas tenu aux conseils : on a présenté des plans de travail parfaitement étudiés et réunissant toutes les conditions de succès ; mais l'exécution de ces plans a toujours été ajournée, parce que les hommes de plume ne sont pas toujours des hommes d'action, et que, dans la question, il fallait surtout un homme pratique, persévérant et dévoué.

M. Chervin ne nous présente pas des conseils, des plans : il met sous nos yeux tout un enseignement théorique et pratique, basé sur une gymnastique physiologique, psychologique et morale.

C'est d'abord le fonctionnement régulier de la respiration, de la phonation et de l'articulation qu'il rétablit graduellement, lentement, mais sûrement, tantôt en faisant jouer isolément le soufflet thoracique, tantôt en associant son action à un travail de la glotte et enfin de la langue et des lèvres.

Le travail de la pensée est discipliné et rendu plus facile par une ponctuation orale, qui coupe la phrase avec à-propos, au double point de vue de l'intelligence et de la respiration. Cette ponctuation orale est observée, dans tout le cours de l'enseignement : elle est d'abord très-marquée et très-méthodique, puis elle devient graduellement harmonieuse et naturelle, au point de nous faire regretter de la trouver absente, chez des personnes qui n'ont jamais bégayé.

La gymnastique morale a pour but de rendre à l'élève sa liberté d'esprit, en lui inspirant sympathie et confiance, soit en se montrant indulgent pour ses défaillances, soit surtout en applaudissant à tous ses progrès.

Ces trois gymnastiques physiologique, psychologique et morale, se confondent souvent, mais elles sont souvent parfaitement distinctes, dans leur nature comme dans leurs résultats, et nous devions à chacune une mention spéciale.

Vous voyez que la manière de faire de M. Chervin est une méthode et non un système.

C'est une méthode basée sur la physiologie des organes de la voix, leurs phénomènes physiologiques et leurs rapports entre eux ; c'est une méthode d'autant meilleure qu'elle repose sur des bases plus solides, c'est-à-dire plus logiques, plus scientifiques et plus pratiques, qu'elle est plus graduée, qu'elle sait intéresser, captiver l'élève et l'entraîner sans le fatiguer, enfin, que les effets de son application *sont durables*.

Le traitement qui dure vingt jours se résume en une gymnastique physique ou plutôt physiologique et morale. Durant la première semaine, on rompt l'habitude vicieuse ; durant la deuxième, on contracte un langage facile et naturel ; durant la troisième, on fortifie le nouveau langage.

Deux monuments les plus modernes devaient résumer pour la Commission l'état de la question. C'étaient le nouveau Dictionnaire de médecine et de chirurgie pratique, dont le tome IVe a été publié en 1866, et le Dictionnaire encyclopédique des sciences médicales, publié sous la direction de M. Déchambre, rédacteur en chef de la *Gazette hebdomadaire*, dont le tome VIIIe a paru en 1868, et contient, de la page 694 à la page 754, un article sur le bégaiement, dont la valeur est loin d'être en rapport avec la longueur, et qui se termine par un index bibliographique des plus riches, indiquant aux chercheurs quatre-vingts documents, parmi lesquels on a daigné citer des Lyonnais, tels que Bonnet, Pétrequin, et, bien plus, deux mémoires de M. Chervin aîné.

En lisant cet article encyclopédique, signé A. Guillaume, nous y avions trouvé différentes affirmations, qui nous ont tellement étonnés, sous plusieurs rapports, que nous avons dû nous préoccuper beaucoup plus sérieusement que nous nous en étions douté, de l'étude de ces articles.

Ainsi, nous avons lu, à la page 725, à la 7ᵉ colonne du 4ᵉ tableau, que M. Chervin faisait appliquer la langue au palais en se servant de la plaque interdentaire; à la page 722, l'auteur de l'article prétend l'avoir lu dans le rapport qu'avait fait M. Passot avec MM. Desgranges et Fonteret, qu'il accuse de vouloir faire considérer M. Chervin comme « quasi-propriétaire de sa méthode, etc., etc. »

Or, M. Passot, dans ce rapport à la Société d'Education, en 1863, a, au contraire, dit que M. Chervin *n'emploie aucun moyen mécanique*.

Pour faire de l'esprit, l'auteur a oublié l'érudition et la véracité. A propos d'érudition et d'encyclopédie, je dois vous faire remarquer encore que le savant auteur de cet article aurait dû employer son pince-nez, non pas à guérir le bégaiement, mais à voir plus clair et plus vrai.

Ainsi, à la page 714, il fait faire à M. Bonnet, de Lyon, des opérations de bègues en 1868, neuf ans après sa mort, qu'il ne connaissait pas sans doute, mais dans les documents qu'il a cités et qu'il doit avoir consultées il a dû lire que Bonnet, qui avait fait justice (en pleine clinique) de son ancienne passion pour la ténotomie, envoyait déjà, le 20 janvier 1853, des élèves bègues à M. Chervin, auquel il rendait un témoignage écrit et d'autant plus probant, que l'auteur de l'article du Dictionnaire se couvre de l'autorité de ce témoin.

M. Guillaume aurait dû consulter le millésime des deux mémoires de Bonnet, et il aurait vu que, comme celui de Pétrequin, ils dataient de 1841, tandis que M. Chervin n'a commencé officiellement l'enseignement des bègues qu'en 1851.

La Commission a encore examiné ce trop fameux article du dictionnaire de M. Déchambre, à différents autres points de vue; elle s'est procuré des documents et des renseignements dont elle a fait usage pour établir ses convictions, mais elle n'en croit pas la publication nécessaire ni même bien opportune aujourd'hui.

Votre rapporteur croit donc pouvoir en supprimer ici l'exposition et passer immédiatement à l'étude bio-bibliographique déjà signalée, et qui doit servir de complément à notre étude expérimentale.

D'où sort donc M. Chervin ? Qui est-il, qu'a-t-il fait pour l'œuvre humanitaire dont il s'agit et pour l'enseignement en général ? M. Chervin n'est pas un intrus, un inconnu nouvellement arrivé avec des prospectus multicolores, avec des articles de gazette; c'est un compatriote, c'est, comme l'a dit dédaigneusement l'auteur de l'article écrit sous la direction de M. Déchambre, dans le *Dictionnaire* qu'on a baptisé du nom d'*encyclopédique des Sciences médicales*. sans se préoccuper si la noblesse d'un tel nom n'engageait pas l'honneur et la science. « C'est un instituteur lyonnais, un instituteur dont MM. les Parisiens avaient beaucoup besoin : ils nous l'ont prouvé dans l'empressement qu'ils ont mis à s'assimiler les travaux de notre compatriote ; c'est un de ces provinciaux, qui ont constitué, en majorité, tous les fleurons de la couronne scientifique de France ; mais je préfère, Messieurs, vous lire, sur le compte de M. Chervin, ce qu'en disent la *Biographie nationale des contemporains* et le *Biographe, Livre d'or de l'Humanité*. »

Nous allons donc vous le faire connaître, au point de vue officiel, par les notes extraites de ces deux publications :

CHERVIN (Claudius), né à Bourg-de-Thizy (Rhône), le 4 août 1824. M. Claudius Chervin a fait ses études à l'école normale primaire du Rhône, y a obtenu le brevet supérieur, et s'est destiné à l'enseignement. Instituteur communal à Albigny, près Neuville-sur-Saône, et bientôt après à Lyon, où il a professé, pendant vingt ans, il a publié un grand nombre d'ouvrages classiques, où l'on remarque spécialement le caractère de simplicité, qui convient à ce genre d'écrits. Sous le pseudonyme de Claudius Framinet, il a fait aussi paraître, pendant quatre ans, la *Muse des Familles*, journal tout en vers inédits, avec la collaboration de beaucoup d'écrivains connus, et notamment de MM. Legouvé et Viennet, de Mmes Hermance Lesguillon et Anaïs Ségalas.

Dès son début dans la carrière de l'instruction publique, en 1844, M. Chervin rencontra un enfant atteint d'un bégaiement très-prononcé, qui l'empêchait de réciter ses leçons et de répondre aux interrogations de la classe. Il résolut de combattre l'infirmité de cet élève par des exercices de langage, et sa vocation fut ainsi décidée. Alors il étudia avec soin l'anatomie et la physiologie des agents de la parole, avec le docteur Duplat, et, depuis, enrichissant d'année en année sa méthode d'observations nouvelles, il s'est constamment occupé de la guérison du bégaiement, du balbutiement, de la blésité, du grasseyement, et de tous les autres vices de prononciation.

Les succès qu'il obtenait déjà en 1851, constatés par le docteur Bonnet, déterminèrent l'illustre chirurgien à abandonner la section des génio-glosses.

La base de sa méthode est l'imitation. L'élève doit arriver, en combattant une mauvaise habitude, à en acquérir une bonne, c'est-à-dire par une nouvelle éducation des organes de la parcle et de la pensée, un nouvel emploi de l'instrument vocal et de l'instrument intellectuel, arriver, disons-nous, à s'approprier la diction du maître. Cette méthode écarte naturellement toute intervention médicale ou chirurgicale. « La *guérison des bègues*, par la méthode Chervin, ne comporte ni remède, ni opération, ni l'emploi d'aucun instrument dans la bouche. Cette méthode est basée sur les règles ordinaires de la prononciation : c'est la méthode de Démosthènes, moins les *cailloux*, professée avec une grande intelligence et une grande expérience de l'enseignement. Par une imitation attentive et constante, l'élève arrive à s'approprier la diction du professeur ; l'exercice le fortifie dans cette nouvelle manière de parler, qui devient pour lui facile et naturelle. Le cours dure vingt jours. La première semaine est employée à rompre avec le bégaiement; la seconde, à contracter un langage facile et naturel ; la troisième, à fortifier ce nouveau langage. »

Sur le vu de plusieurs rapports favorables, émanés d'autorités scientifiques et médicales, M. Chervin obtint, pour continuer son œuvre philanthropique, des subventions, qui lui furent accordées par le Conseil général du Rhône, en 1865, le Conseil municipal de Lyon, en 1866, le Ministre de l'instruction publique, en 1867, le Conseil municipal de Marseille, en 1868, la ville de Madrid, en 1872, la ville de Bruxelles, en 1872, le Conseil municipal de Toulouse, en 1873.

En 1857, M. Chervin avait été envoyé à Paris par M. le Préfet du Rhône pour étudier la Méthode-Blanchet, et la faire connaître aux élèves de l'école normale, au profit des sourds-muets du département.

En 1869, il fonda la *Société de bienfaisance pour l'enseignement gratuit des bègues indigents*. Représentant de la Société d'assistance pour les aveugles et les sourds-muets, au congrès de Saint-Etienne, il y a présenté un mémoire scientifique. Comme délégué de la Société littéraire de Lyon, à la réunion des Sociétés savantes, il a lu, en Sorbonne, quatre mémoires concernant sa spécialité et l'enseignement des sourds-muets, en 1864, 1865, 1866 et 1870.

Dans ses divers enseignements aux parlants, aux muets et aux bègues, il fut toujours admirablement secondé par sa femme, née Louise-Félicie Petiot, de Simard, aussi bonne que belle et intelligente, qu'il épousa en 1849, et qu'il perdit prématurément. Les anciens élèves de cette dame se sont cotisés pour commander, en souvenir d'elle, son buste en bronze, grandeur naturelle, à l'habile statuaire Georges Clère. M. Chervin, membre d'un grand nombre de Sociétés académiques, littéraires, d'éducation ou de statistique, est l'auteur de diverses publications ayant trait, soit à l'instruction primaire, soit à sa spécialité, et qui ont obtenu beaucoup de succès. Il a reçu, pour services universitaires : mention honorable, 1847, médaille, 1857 ; — pour services dans l'enseignement des sourds-muets : médailles d'argent, 1862, 1863, médaille d'or, 1864 ; — pour services dans l'enseignement des bègues : médaille d'or, 1866 ;—pour services dans les lettres : le titre d'officier d'académie, 1864.

Cette année 1873, M. Chervin a été chargé par M. le Ministre de l'instruction publique, d'une mission scientifique, à l'effet de dresser la statistique des bègues en France.

En 1857, de retour de sa mission, il avait entrepris l'éducation de deux sourds-muets, un garçon et une fille. Le petit garçon a grandi parmi ses nombreux élèves entendants-parlants et en a suivi quelques-uns à l'école des Beaux-Arts de Lyon ; la jeune fille est aujourd'hui une habile fleuriste. « Si tous les deux, hélas ! sont restés sourds, disait le prêtre, chargé de leur première communion, du moins ils ne sont plus muets, tous les deux parlent distinctement et lisent couramment la parole sur les lèvres de leurs interlocuteurs. » Mais les élèves bègues, augmentant d'année en année, ont fini par absorber tout son temps et l'obliger d'abandonner l'enseignement public, en 1867, pour répondre à l'appel de M. le Ministre de l'instruction publique et fonder cette importante création appelée *Institution des bègues de Paris*, qui est venue combler une lacune regrettable, laissée à côté des institutions des Sourds-Muets et des Aveugles.

Un rapport avait été publié à Lyon, en 1863, par suite de la demande de la Société d'éducation, à trois de ses membres, tous médecins. Un autre a été publié en 1865, à la suite de la demande faite par M. le Préfet du Rhône à la Société de médecine.

Appelés, dit la Société de médecine de Lyon, à donner notre appréciation au Conseil général du Rhône sur la méthode Chervin, nous dirons qu'elle nous a paru reposer sur des bases solides et rationnelles, qu'elle est actuellement une méthode complète, raisonnée, intelligente et donnant des résultats sérieux. Elle a pour but le redressement et le développement régulier des agents de la parole : ses exercices de langage, bien choisis et bien gradués, sont exécutés avec facilité et avec ensemble ; les élèves, dont nous avons suivi le traitement, parlaient, à la fin de leur *Cours de Prononciation*, un langage surveillé, mais correct et facile, qui se fortifie ensuite par l'habitude, devient précis, naturel, sans traces d'efforts, comme nous l'avons constaté chez les anciens élèves revus par nous plusieurs années après leur traitement.

En 1866, le *Bulletin de l'instruction publique* appelait l'attention de la France et de l'étranger sur la méthode de M. Chervin, dont les efforts avaient été couronnés d'un succès mérité et déjà plusieurs fois officiellement constaté.

Entièrement consacré à ses anciens élèves, M. Chervin a encore trouvé, dans ses veillées, le temps de composer pour eux une vingtaine de volumes plus ou moins importants, parmi lesquels nous citerons :

Méthode expéditive de lecture.
Petit Livre de lecture, nouvelles historiettes, faisant suite à toutes les méthodes de lecture.
Famille, Patrie, Dieu, premières leçons de l'enfance.
Leçons de civilité données par une mère.
Premières notions de l'École primaire, exercices de lecture, d'écriture, d'orthographe et de calcul.
Grammaire, guide de l'élève, dans l'étude de la langue française.
Arithmétique, un volume pour l'élève et un volume pour le maître.
Comptabilité morale, carnet de bons et de mauvais points ; nouveau système d'émulation.
Orphéon des Écoles, principes de musique, solfèges et chœurs.
Mes Récréations, poésies diverses.
Les Enfants, recueil de poésies se composant de scènes, dialogues, contes, spécialement consacrés à l'enfance.
Nouvelles Récréations, poésies diverses.

Le premier Livre des Sourds-Muets, élevés dans l'asile et dans l'école primaire.

Les Bienfaiteurs des Sourds-Muets, mémoire lu au Congrès scientifique de France, tenu à Sain-Et-enne, 1862.

L'Asile et l'Ecole ouverts aux Sourds-Muets. par la méthode de M. le docteur BLANCHET, mémoire lu à la Sorbonne, dans la réunion des Sociétés savantes, en 1864.

Statistique décennale des Bègues en France, mémoire lu à la Sorbonne, dans la réunion des Sociétés savantes, en 1865.

Du Bégaiement considéré comme vice de prononciation, mémoire lu à la Sorbonne, dans la réunion des Sociétés savantes, en 1866.

Rapport à S. Exc. M. le Ministre de l'Instruction publique sur l'*Institution des Bègues de P -ris, 1867*.

Nouvelle statistique des Bègues en France, de 1852 à 1867, mémoire ln à la Sorbonne, dans la réunion des Sociétés savantes, en 1870.

Méthode-Chervin, Extraits de différents *Rapports officiels*.

Entre autres titres, M. CHERVIN, Directeur—fondateur de l'Institution des bègues de Paris, Officier d'académie, possède les suivants : il est membre correspondant des *Sociétés académiques* de Brest, de Grenoble, de Laon, de Mâcon et de Saint-Quentin ; des *Sociétés médicales* de l'Ardèche, de Chambéry, de Gannat, de la Sarthe et de la Savoie ; des *Sociétés des sciences, arts et belles-lettres* de l'Aveyron, de Dunkerque, de Draguignan, de l'Eure, d'Indre-et-Loire, du Havre, de la Lozère, d'Orléans, de Poligny, de Rochefort, de Vitry-le-Français ; de la *Société d'éducation* et de la *Société littéraire* de Lyon ; des *Sociétés d'émulation* de l'Ain, de l'Allier, du Doubs et des Vosges ; des *Sociétés de statistique* du Rhône et de l'Isère ; etc., etc., etc.

Statistique.

D'après un intéressant travail de statistique de M. Amédée Chervin (frère), notre département ne serait pas un des plus maltraités.

Ainsi, quand la Seine compte 6 conscrits exemptés du service militaire, pour cause de bégaiement, le Rhône en compte, toutes proportions gardées, 23, le Gard 70, les Bouches-du-Rhône 79.

Dans le travail que nous citons, on remarque que les plaines abritées de Villeurbanne ne comptent pas un seul conscrit exempté du service militaire, pour cause de bégaiement, dans la période de 20 années, 1851-1870. Viennent ensuite, dans l'ordre de fréquence, la belle population de Condrieu, la ville de Lyon avec ses 5 et même 6 cantons. (Remarquons, en passant, que le bégaiement est beaucoup plus rare dans les villes que dans les campagnes). Viennent encore, toujours dans l'ordre de fréquence, les riches cantons d'Anse, de Belleville, de Neuville, dont le climat est si beau ; de Villefranche, de Béaujeu, qui sont moitié dans la plaine, moitié dans la montagne ; de Givors, qui compte une grande population flottante, tout-à-fait étrangère au pays ; de St-Genis, de Lamure, de Thizy, de l'Arbresle, de Vaugneray, de St-Laurent, de Tarare, de St-Symphorien, tous très-montagneux ; de Monsols, où le climat en aussi âpre qu'il est doux à Condrieu ; de Limonest, de Mornand, de Bois-d'Oingt, tous montagneux à divers degrés.

Pour calculer le nombre de bègues que compte le département, on a établi le nombre des bègues du sexe masculin, en multipliant la moyenne générale de 20 ans, soit : 2, 4, par la population masculine 340,000 ; 2° pour trouver le nombre de bègues du sexe féminin, on a pris le dixième du nombre des bègues du sexe masculin, parce que le bégaiement est généralement dix fois plus rare chez les femmes que chez les hommes ; 3° et le total des nombres trouvés a donné celui des bègues des deux sexes :

Alors nous avons :

$$
\begin{array}{lll}
816 & \text{bègues du sexe masculin ;} \\
\underline{81} & \text{—} & \text{féminin ;} \\
897 & \text{—} & \text{des deux sexes.}
\end{array}
$$

Les recherches statistiques ont conduit à conclure que le nombre des exemptés du service militaire a été, de 1851 à 1871, de 2,42 sur 1,000 pour le département du Rhône, et de 3 sur 1,000 pour toute la France, et le chiffre total des exemptés d'après la loi de 1872 s'élèvera à plus de 1,000 par an.

Conclusions.

Considérant :

Les résultats si concluants de la Méthode-Chervin, résultats constatés par nous et par vingt-et-un rapports officiels, dont cinq lyonnais, parmi lesquels celui de M. le docteur Gubian père, de mémoire vénérée, est le plus complet, le plus démonstratif de la nature et de l'origine du bégaiement, comme de la valeur de la Méthode-Chervin, et surtout de celle des hommes pleins de dévouement, d'abnégation, qui se sont livrés avec passion à ce ministère ingrat, à cette mission si peu secondée de l'enseignement des muets et surtout des bègues ;

L'empressement que M. Chervin met à exposer son enseignement devant toutes les sociétés savantes ; son empressement non moins grand à recevoir gratuitement tous les élèves indigents ;

Les travaux importants publiés par M. Chervin ;

Les récompenses qu'il a déjà obtenues, dans l'enseignement des mal-parlants, des sourds-muets et des bègues ;

Les services directs et indirects que la diffusion de la Méthode-Chervin rendrait, par la guérison des bègues et des mal-parlants, soit dans les écoles, soit dans le commerce, soit à l'armée, etc., etc.,

La Commission a adopté les conclusions suivantes :

1° Demander à M. le Ministre de l'Instruction publique que la Méthode-Chervin soit enseignée dans les écoles normales, afin que chaque instituteur soit apte à corriger ses élèves, non-seulement du bégaiement, mais encore de tous les défauts de prononciation qu'il pourrait rencontrer chez eux ;

2° Signaler à M. le Ministre de l'Intérieur les services qu'a rendus M. Chervin et qu'il pourrait encore rendre, dans les établissements des sourds-muets et autres infirmités de la parole ;

3° Demander à M. le Ministre de la Guerre d'intervenir dans la question, par les raisons de justice et d'humanité déjà signalées plus haut ;

4° Saisir l'Assemblée nationale d'une pétition, tendant à faire examiner s'il n'y a pas lieu de créer une institution officielle pour la guérison des bègues;

5° Adresser à M. le Préfet du Rhône, au Conseil général et au Conseil municipal de notre ville, le vœu ardent de voir continuer à M. Chervin, avec leurs sympathies justement acquises, les subventions annuelles précédemment votées, afin que le cours semestriel qui se fait, chaque année, pour les bègues indigents de la ville et du département, puisse être maintenu d'une façon permanente;

6° Faire ici un nouvel et pressant appel à tous nos concitoyens, pour les inviter à protéger et propager la méthode de M. Chervin, à s'enrôler dans la Société de bienfaisance pour l'enseignement des bègues, Société destinée à donner des cours gratuits et fournir les frais de déplacement aux élèves indigents, Société fondée, en 1868, sous le patronage et la présidence de M. Terme, député du Rhône, par les anciens élèves bègues, qui doivent leur guérison à M. Chervin;

7° Enfin, protester énergiquement, au nom de la justice et de la vérité, à la face de l'Europe, contre les procédés pratiqués par la rédaction Déchambre, dans son *Dictionnaire encyclopédique des sciences médicales* qui, devant rester dans l'avenir, y faussera l'histoire et la science par son article sur le bégaiement contenu dans le tome VIII, publié en 1868, à la librairie Masson, et dans lequel la Méthode-Chervin est complètement dénaturée.

Lyon, le 15 juillet 1873.

PONCIN, *Président*,
Gasp. BELLIN,
Dr BERCHOUD fils,
BURDIN,
SARRET;
Dr JUTET, *Secrétaire*,

Lyon. — Imp. Schneider frères, quai de l'Hôpital, 12.

www.ingramcontent.com/pod-product-compliance
Ingram Content Group UK Ltd.
Pitfield, Milton Keynes, MK11 3LW, UK
UKHW021054150726
13693UKWH00007B/2582

AF401611

Des Faits des Opinions et des Actes

N° 1 — JANVIER 1905

UN APPEL

PAR

Emile DELIVET

LE HAVRE

Imprimerie du Journal LE HAVRE (O. RANDOLET, Imprimeur)
35, Rue Fontenelle, 35

1905

La distribution de cette publication est faite à titre gracieux et n'engage aucunement celui qui en reçoit un exemplaire.

L'auteur se propose de la faire paraître d'abord mensuellement, s'il est assez encouragé et soutenu. Il espère que d'autres plumes y rallieront bientôt la sienne. Il calcule que 6 francs par an, 3 francs par semestre, lui permettraient d'en faire le service régulier.

Si, pour une cause quelconque, la publication vient à être interrompue, les fonds seront rendus aux donateurs, défalcation faite des frais des numéros parus.

Ceux qui désirent recevoir régulièrement cette brochure sont priés de donner bien exactement leurs noms et adresses, en versant de préférence leur souscription par mandat-poste.

Emile DELIVET,

20, Place du Champ-de-Foire,

MONTIVILLIERS.

Des Faits, des Opinions et des Actes

N° 1 – JANVIER 1905

UN APPEL

Depuis nombre d'années je me suis beaucoup intéressé, et pour cause, à la **Corporation des Employés de Bureau.** J'ai rêvé et voulu pour elle des destins meilleurs, moins imprévus et mieux préparés. Obéissant à des vues peut-être trop grandes pour elle, à peine indiquées encore, j'ai même tenté, en y perdant la plus active partie de ma vie, une formation corporative, à qui j'ai d'ailleurs promptement cessé de plaire — si tant est que je lui aie jamais plu — et qui n'a pu se dégager, jusqu'à présent, d'un pesant état embryonnaire, malgré l'importance réelle de son effectif et la durée déjà longue de son existence.

Dans ce but, si longtemps et si vainement poursuivi, j'ai mainte fois cherché — et c'est de nouveau ce que j'essaie ici — à faire surgir, et systématiquement évoluer, une conscience collective appropriée à ce milieu, si intéressant, comme on le sait, par sa situation, qui le met, mieux qu'aucune autre corporation, en contact direct avec l'administration publique et privée, sans jamais l'éloigner trop de son origine prolétaire. Cette corporation parvient spontanément pour ainsi dire, et au moins par nombre de ses individualités, à la compréhension habituelle et nette des grandes relations collectives et des fonctions cardinales de la société, en même temps que sa masse ne cesse d'éprouver les mêmes angoisses et de subir les mêmes épreuves auxquelles est partout fatalement soumis le salariat.

L'ensemble même des problèmes que pose l'époque la heurte donc, avec une force non inférieure à celle qui met en mouvement tant de douleurs infinies, de passions sans frein, de colères aveugles et de vagues utopies ; mais la discipline étroite que la nature des devoirs professionnels impose à ses membres, au point de vue moral comme au point de vue intellectuel, la prédisposerait de la façon la plus heureuse à concourir à l'éducation générale et à la paix sociale, si de déplorables préjugés particuliers, une insuffisante culture générale, un entraînement trop routinier et une tendance trop peu altruiste ne nuisaient considérablement à l'action légitime qu'elle pourrait davantage exercer dans la masse sociale, grâce à ses habitudes professionnelles d'ordre, de classement, de calcul et de prévoyance.

La formation corporative à laquelle j'ai fait allusion offre, sur un théâtre, qui n'est d'ailleurs pas insignifiant, une réduction intéressante du conflit des idées et des procédés qui agitent le prolétariat, et comme elle est à l'extrême veille de faire un choix, à peu près définitif, entre les voies qui s'ouvrent devant elles, il est naturel que je fasse un nouvel effort, dans le sens que je crois le meilleur, auprès de cet ingrat enfant de mes espoirs d'antan ; mais comme ce que je veux dire aux membres de ce groupement s'applique à beaucoup d'autres situations analogues, il n'est pas du tout nécessaire que je le nomme ici, ni que je dise où il se trouve.

Ceux qui en font partie le reconnaîtront bien, et cela suffit ; les autres ne verront dans ma discussion qu'un moyen, ou simplement une occasion, de réfléchir, par des raisons vraies, à l'aide de faits exacts, en face de personnages vivants, sur quelques aperçus tirés d'une expérience qu'il m'est pénible de croire entièrement manquée. Il y a là quelques aspects, gros de conséquences importantes, d'un problème complexe, que notre époque ne pourra pas éluder, et qui fait les trois quarts au moins des préoccupations générales de notre siècle, de ce siècle, tout jeune encore, qui, selon le lumineux jugement de Gladstone, paraît vraiment devoir mériter de porter dans l'histoire le nom de *siècle des ouvriers*.

Le lecteur voudra donc bien se prêter de bonne grâce au rôle que je lui offre, et admettre que j'ai quelque raison de m'adresser à lui sous la forme et pour les raisons que voici :

Monsieur et cher Collègue,

Permettez-moi de vous adresser ce bref et pressant appel. Vous en excuserez amicalement, je l'espère, la hâte et le désordre. Je ne le lance d'ailleurs pas sans tristesse et sans regret. Je cède à la nécessité, à l'extrême urgence que présente la démarche que je viens encore tenter auprès de vous, et qui sera probablement la dernière, si vous persistez dans votre passivité et dans votre insouciance corporatives, s'il vous convient toujours de ne pas réagir activement, par une contribution personnelle, vigilante et soutenue, contre l'abandon croissant de tout ce qui a constitué l'esprit directeur, l'âme initiale, la caractéristique essentielle de notre **Cercle d'Etudes des Employés de Bureau.**

Je n'ai pas la prétention de croire que seules ont du bon les idées que je défends, ni l'outrecuidance de dire que ceux de nos collègues qui les ont reniées, ou ruinées, parmi nous ne méritent plus notre estime et notre amitié ; mais je crois être autorisé à agir comme je le fais, comme l'attendent, du reste, quelques-uns d'entre nous, et comme le veut notre lien fondamental, par l'existence même de notre Association, que j'ai fondée et orientée en 1892, et fidèlement, ardemment servie depuis, à des heures et dans des circonstances souvent difficiles et pénibles, parfois même douloureuses, toujours dans la même ligne de conduite et par des efforts approuvés par les meilleurs, les plus dévoués, les plus compétents et les mieux autorisés de ceux de nos collègues qui répondirent jadis à mon appel.

Il n'est pas possible d'admettre que dans une société comme la nôtre, fondée dans un but corporatif, d'instruction, d'éducation, d'organisation syndicale et d'aide fraternelle, il *suffise*, pour chacun de nous, d'apporter une **cotisation** et un **nom**, et cependant — et cela nous juge, en donnant de nous une mesure pitoyable — c'est de quoi se contentent les neuf dixièmes de nos membres, l'autre dixième ne fournissant, pour la très majeure partie, qu'un concours où le but essentiel du Cercle est parfaitement laissé de côté.

C'est là un premier point que je livre à vos réflexions, en vous demandant d'y porter remède, s'il y a lieu, pour ce cui vous concerne.

Une Association telle que notre Cercle n'est pas du tcut analogue à celle que forment les actionnaires d'une entrepr se financière ou industrielle. Ceux-ci, en effet, peuvent, sans trop souffrir généralement de leur traditionnel rôle de *gogos*, se conter d'assister, le plus souvent encore par une délégation de pur style, à l'Assemblée annuelle chargée de sanctionner docilement les décisions du Conseil d'Administration, en paraissant fixer le dividende... Mais nos œuvres sociales, au contraire, ne peuvent se comparer, toutes proportions gardées, qu'aux institutions publiques ou privées d'attachement, de sécurité, d'enseignement, de travail, etc., *où chacun doit t.availler et payer de sa personne*, qu'il s'agisse de la famille, de l'armée, de l'école, de l'atelier ou du bureau.

Le dévouement qu'elles inspirent, dans le cadre ouvert à chacune d'elles par son but statutaire, fait toute la vie et toute la valeur de nos œuvres, et par là elles méritent notre attachement et notre gratitude de la manière la plus digne et la plus efficace, chacun demeurant l'obligé de tous; mais, sous ce jour, combien nous sommes loin, hélas, de constituer encore dans sa réalité le type d'Association pour lequel nous sommes groupés ! C'est de ce développement arrêté, entravé sur certains points, déformé sur d'autres, que souffre et dégénère notre pauvre Cercle, cui donnait jadis de si brillantes espérances, et dont tous les pas aujourd'hui se font en contradiction avec ses plus solennels engagements.

Faut-il vous rappeler en quoi consiste notre lien statutaire et l'objet même de notre groupement ? Pouvez-vous avoir oublié et pouvez-vous méconnaître notre but social défini par l'article premier de nos statuts, lequel article a été intégralement mantenu à chacune de nos révisions statutaires, pour déclarer « que *le Cercle d'Etudes des Employés de Bureau a pour objet* « *de travailler au bien-être moral et matériel des employés de* « *bureau,* en groupant fraternellement et en rap- « prochant périodiquement les membres de la « **Corporation ;** en vulgarisant les meilleurs

« procédés de travail et d'économie sociale, et en
« constituant un centre professionnel d'informa-
« tions, d'études et de secours ? »

Est-ce que dans ma déclaration fondamentale, faite à la
réunion du 1er février 1892, et publiée dans le n° 1 du *Recueil,*
je n'ai pas déterminé la nature caractéristique de notre Association ? N'ai-je pas pris soin de dire, entre autres choses, et
n'a-t-on pas, au Cercle, cent fois fixé les yeux sur les passages
décisifs que voici reproduits ci-après ?

« *Regardez tout autour de vous, vous verrez, Messieurs, ou des*
« *Sociétés d'études* n'ayant pas le caractère corporatif,
« *qui donnera tant d'intensité et de valeur à vos recherches, ou des*
« *Sociétés de Secours mutuels ayant pour ainsi dire un* système à
« base presque unique, immuable et exclusive ; *mais*
« *vous ne verrez pas une Société corporative se rattachant à nos pro-*
« *fessions et à notre ville,* qui puisse affirmer et qui affirme
« essentiellement pour but d'étudier, et d'étudier
« sans cesse, *dans la plus complète indépendance obtenable à*
« *l'égard de tout système exclusif, soit sous le rapport professionnel, soit*
« *sous le rapport des procédés offerts par l'économie sociale.*

« *La création projetée n'est donc,* à aucun point de vue,
« *appelée à être regardée comme la concurrente des unes et des autres*
« *Sociétés auxquelles nous avons fait allusion.* Au contraire, *elle*
« *se trouvera amenée à leur fournir* des moyens nouveaux
« pour l'objet particulier que chacune d'elles a pu
« s'assigner. Elle s'appuiera, d'ailleurs, sur leur
« sympathique concours tout en en restant bien dis-
« tincte et bien indépendante. »

Tout ceci est, je pense, assez clair et assez précis pour permettre d'apprécier nettement et facilement si nous sommes bien
d'accord avec nous-mêmes, si nous tenons bien nos engagements,
et, si nous remplissons vraiment la fonction que nous nous sommes assignée. Pour moi, je pense et crois devoir affirmer que nous
faisons tout le contraire, ou plutôt que nous parodions, de la façon la plus illusoire, la formation sociétaire que veulent nos statuts, et dont je vous demande encore, vous en suppliant même,
de faire une réalité.

Tout en prétendant garder l'étiquette et le vernis de notre formation initiale, nous glissons de plus en plus vers le *mutualisme*, poussé par des mains trop expertes, et cela crée une situation équivoque, à laquelle il serait préférable, me semble-t-il, de mettre fin par une franche constitution mutualiste, si nous devons décidément nous regarder comme incapables de faire vivre et de développer l'organisme syndical qui fut notre réel objet.

*
* *

Il n'est que trop facile de montrer à quel point s'affirme toujours plus parmi nous l'abandon de notre programme d'action, la désertion de notre vrai champ d'activité. Voyez ce qu'est devenu le *Recueil*, qui devrait être aujourd'hui la revue la plus importante, la plus nourrie, la mieux suivie et la plus utile de toute la région, et qui ne parvient pas, même à coups de ciseaux, à recueillir et à présenter intelligemment ce qu'il importe à nos *membres* **honoraires** et **actifs** d'avoir toujours et facilement à leur portée, et ce qui leur a été tout d'abord formellement promis dans ma déclaration fondamentale.

Voulez-vous vous rendre compte du peu d'intérêt qu'excite chez nous cette publication **qui devait être le meilleur outil du Cercle**, « *l'instrument heureux, paisible et fort* », donnant à nos travaux une « *indéniable et triomphante utilité ?* » Par cette **publication**, *mieux que par tout autre moyen*, notre Société devait « *atteindre et remplir le but qui lui fut proposé* », mais encore faut-il le vouloir.

Or, dénombrez notre personnel directeur, d'après ses propres dispositions administratives et ses groupements en commissions. Il a tous pouvoirs pour se former et s'entourer d'aides comme il l'entend, et vous l'approuvez dans ce qu'il fait comme dans ce qu'il ne fait pas, ne serait-ce que par votre silence et votre inaction. Eh bien, pour la Commission des *fêtes*, *voyages* et *visites*, le Conseil cherche et trouve bien 23 commissaires ; il en a 25 pour le service des remises et escomptes, mais il se contente de 5 !) pour la Commission de notre *Recueil*, **qui pourrait et devrait en avoir** au moins 50 ! Je dis 50, animés d'un vrai zèle et d'un sentiment vrai de confiance dans le succès de leur œuvre, tandis que nous sommes assez fixés sur la foi qui anime les rédac-

teurs en titre de notre *Recueil*, par la proposition de le supprimer faite au cours de la dernière Assemblée générale par l'un des
plus sympathiques, des plus francs et des plus justement écoutés
de nos susdits 5 (!) commissaires.

Il en est de même pour la commission des *cours, concours et
conférences*. Elle compte 9 membres parfaitement capables de faire
des cours et des conférences, mais qui n'en font pas ou n'en font
plus, alors qu'ils devraient prêcher d'exemple, d'après les fonctions qu'ils ont acceptées.

Mais les élèves manquent, dit-on, et par une logique qui dé-
passe mon entendement, notre dernière Assemblée générale, par
75 oui contre **65 non, sur un millier de sociétaires,** a décidé de payer les professeurs ! N'est-ce
pas plutôt les élèves qu'il aurait fallu payer ? Et puis, si l'on paie
les professeurs, pourquoi ne paierait-on pas les administrateurs,
auxquels sans aller jusqu'à les payer, on devrait bien, en tous
les cas, rembourser les frais de déplacement et de représentation
que cause toujours l'accomplissement de leurs fonctions. A 25
francs par tête, il y a là un débours de 1,000 francs que, d'honneur, nous devrions faire, pour nos 40 administrateurs, afin de
pouvoir surtout porter au Conseil des employés de la classe la
plus nombreuse, la moins aisée, et par conséquent la plus intéressante, celle à laquelle, en un mot, il faut le plus songer. Qu'on
indemnise de leurs frais de voyage et de représentation les professeurs volontaires de notre Associations, rien de mieux, mais qu'on
leur attribue un salaire, c'est à quoi il faut le plus possible résister,
dans l'intérêt même du développement des cours.

En effet, dès qu'il est admis que les professeurs doivent être
payés, on ne voit pas pourquoi ils ne le seraient pas tous, et la
limitation des cours pour raison budgétaire en découle immédiatement. Pourquoi aussi ne paierait-on pas les rédacteurs du *Recueil*,
et tous ceux qui, à un titre quelconque, rendent des services au
Cercle ? Dans cette voie, il n'y a d'issue que par l'obtention des
subventions publiques, et encore ne fera-t-on nécessairement
étalage que de cours purement élémentaires, et ne pourra-t-on
intéresser les administrations publiques que par la jonglerie plus
ou moins fallacieuse des chiffres de présence, sans parler de l'ar-
gument électoral, qu'il n'est pas toujours mauvais de présenter
discrètement à ceux dont il faut solliciter l'appui.

Quand un professeur chargé d'un cours est payé, on trouve bientôt son traitement exorbitant, si sa classe est peu nombreuse, et l'on n'a d'yeux que pour les salles bondées, où l'on somnole avec ensemble. Mais sort-on jamais de la médiocrité par de telles pratiques ? Quel est le particulier qui, pour un enseignement à donner à son fils, accepterait volontiers que l'attention des maîtres payés par lui eut à se partager entre cet élève et une galerie plus ou moins nombreuse de camarades de celui-ci ? N'ayons pas honte des cours peu nombreux ; ce sont ceux qui font la plus mauvaise réclame, mais ce sont aussi ceux qui donnent les meilleurs résultats et sortent vraiment de l'ordinaire.

Que pensez-vous donc faire qui ne soit déjà fait ailleurs, avec les 1,200 francs que vous avez votés pour le traitement de vos professeurs ? Et pourquoi abandonnez-vous là encore un de nos meilleurs principes fondamentaux ? Vous avez simplement préparé la voie pour un autre abandon, et votre fière manchette : *pas de subventions*, à laquelle vous avez déjà manqué en acceptant des subventions personnelles, les pires de toutes, me paraît maintenant bien menacée.

S'il n'y a que ce pauvre remède à notre disposition pour donner à nos cours l'essor que nous avions espéré leur voir prendre, il est fort à craindre que nous n'ayons de nouvelles déceptions, de même que sur tous les autres points de notre programme syndical.

Et c'est parce que l'on est las de se battre les flancs, pour enfin faire quelque chose, comme on dit, que l'on s'est jeté sur ce miroir aux alouettes des *retraites ouvrières*. Certainement c'est dans la note du jour, mais que veut-on vraiment dire si le retraité ne peut pas vivre de sa retraite, et doit chercher encore à travailler, au besoin en acceptant, grâce à sa pension, un salaire réduit ? Est-ce bien vraiment une sérieuse œuvre corporative que l'on tente ici, en faisant briller cette illusoire espérance d'une retraite ? Est-ce pour cela qu'après-demain, nous sachant possesseur d'une réserve de 27,000 francs, vous allez prendre 20,000 francs dans la caisse du Cercle, et les donner délibérément, sans espoir de retour, à une Société formée dans la nôtre, mais autre que la nôtre, ayant à faire autre chose que ce qui est l'objet même de notre groupement liquidé ainsi d'une façon peu banale, et à tout le moins imprévue.

Vraiment cela devient une gageure de donner pour seule activité collective à notre Cercle corporatif le rajeunissement du jeu des combles, et dans des proportions, mazette, à donner une fière idée de notre tempérament !

Si l'on jette un coup d'œil sur l'énoncé des moyens d'action à notre portée, d'après l'article 3 de nos statuts, on peut rapidement dresser l'inventaire moral de notre position, et si ceux qui en sont encore à se demander ce que nous pourrions bien faire de nos ressources y voulaient bien de temps à autre procéder, ils auraient tôt fait d'apercevoir que, si notre outillage se détériore, c'est beaucoup moins par l'usure que par la rouille, et parce que nous n'avons pas même foi dans notre œuvre corporative.

En effet, suivons *grosso modo* l'ordre de cet article 3 :

1° Apparaît parmi nos moyens d'action la publication de notre *Recueil*. Or, nous avons vu plus haut où nous en sommes, et qu'un ancien Vice-Président du Cercle, très qualifié pour en parler, considère qu'il convient de le supprimer. On n'en a même pas une table analytique générale ;

Vient 2° la publication, périodique ou non, de mémoires et brochures, mais sur ce point, pour aller plus vite, nous pouvons simplement nous appliquer le dicton qui veut que les peuples heureux n'aient pas d'histoire.

Le 3° indique les assemblées et permanences. Les premières sont suivies comme vous savez et nous ont conduit ou nous sommes, ce qui ne saurait évidemment suffire à notre contentement. Quant aux secondes, jadis si intéressantes, quand elles constituaient une libre réunion d'amis, venus pour échanger cordialement des impressions, il ne leur manque qu'un guichet pour donner, en fait d'impressions, celles d'un bureau de poste. Mon Dieu que l'Administration est une belle chose, mais devait-elle se mettre tant en dépense pour ne pas même nous laisser l'espoir... de voir refleurir nos amitiés anciennes et renaître nos bonnes causeries d'autrefois. Ceci a tué cela.

Au 4° viennent les conférences. C'est un article que nous tenons décidément de moins en moins, la concurrence d'ailleurs étant grande, et l'article lui-même ayant peu d'amis.

Au 5° nous trouvons les cours, objet d'une telle foi parmi nous et devenus tellement satisfaisants pour notre amour-propre qu'en 1903, notre propre Président les jetait par dessus bord dans un article qui n'est pas encore oublié.

Le 6° donne les prix et récompenses. Ce n'est pas ce qu'il y a de meilleur dans le lot, mais on n'en souffre guère, car l'occasion est plutôt rare d'en attribuer.

Avec le 7°, nous atteignons les visites, excursions et voyages d'études, dont l'organisation est telle pour les premières, que leur succès, généralement très réel, au point de vue du nombre des assistants, enlève toute possibilité de réellement étudier quelque chose. Quant aux voyages d'études, nous attendons pour en parler qu'il y en ait eu.

Le 8° présente les enquêtes économiques et sociales, rares, très rares jusqu'alors, et restées individuelles, — autant que je sache.

Nos pétitions indiquées au 9° ont provoqué parfois une attention assez soutenue, mais leur résultat a été de pure forme. Peut-être visions-nous trop haut.

Les souscriptions portées au 10° ont heureusement cessé depuis que nous avons des fonds, mais je crains leur réapparition, si nous nous livrons aux prodigalités extraordinaires qu'on nous annonce pour après demain.

Le 11° appelle le prêt des livres, chose particulièrement intéressante, et qui le serait beaucoup plus encore si le Conseil avait publié et distribué le catalogue très bien et très soigneusement fait de notre bibliothèque.

Le mieux est à présent de passer sous silence les 12° et 13° qui annoncent les informations techniques et les renseignements commerciaux. Laissons les morts à leur repos. Disons en presque autant du 14° consacré à la publicité générale et intersociétaire.

Le 15° demande la création de services humanitaires et professionnels, mais il ne supposait certainement pas que ces services ne seraient pas de droit ouverts à *tous nos membres*. Et c'est bien là qu'est le vice capital de la proposition qui nous est faite de jeter l'argent du Cercle à la nouvelle création.

En ce qui concerne les services humanitaires, il fallait, à mon sens, se préoccuper des risques frappant le plus grand nombre. Dans notre corporation, le risque de vieillir est beaucoup moindre que celui de mourir prématurément, et le bien qu'il fallait faire, c'était d'appliquer lors du décès de chaque sociétaire un montant aussi fort que possible au soulagement des infortunes laissées par sa mort. Point n'était besoin pour nous de créer cette caisse autonome des décès, qui maintenant fera obstacle logiquement à ce réel progrès au profit de tous, qu'il fallait accomplir dans le Cercle même.

Quant à la retraite, il ne faut pas se faire d'illusions, et non plus manquer de générosité. Le plus simple et le plus sûr est de ne pas nous dépouiller nous-mêmes et, quand viendra l'heure où de rares vieux sociétaires auront besoin d'être pensionnés, de leur servir une pension sur nos fonds et au besoin par de libres souscriptions.

Le 16ᵉ est affecté au placement. Il est heureusement confié chez nous à un sociétaire qui en a fait une façon de sacerdoce depuis des années, et qui a rendu de très grands services, mais combien cette question du placement est liée à celle de l'apprentissage, et que d'efforts sérieux, convaincus et persistants, il faudrait entreprendre collectivement pour aboutir à des résultats rationnels et satisfaisants. Mais cela, c'est tout le problème syndical, c'est le nôtre, et c'est celui à la solution duquel nous renonçons à travailler.

Je voudrais, parce qu'il le faudrait vraiment, pouvoir étendre cette note jetée malheureusement avec une hâte à laquelle, faute de temps, je ne puis me soustraire. Vous avez dans les mains une convocation datée d'avant-hier pour la réunion qui va se tenir après-demain. Pardonnez-moi la brusquerie inévitable de cet appel, mais réfléchissez ; prenez conseil d'une indépendante et consciencieuse méditation ; vous saurez nettement alors où il faut aller et vous voudrez fermement y aller.

Pour moi, je pense qu'il faut revenir sur un vote de principe vraiment malheureux qui, en fait, fut un vote de surprise pour l'ensemble du Cercle, quelque innocente qu'ait pu être l'intention des auteurs de la proposition. Rappelons-nous que chacunes des modifications de quelque importance, apportées à notre régime sociétaire, a toujours provoqué préalablement des délibérations étendues; que toute altération statutaire, et surtout qu'une décision ayant la gravité de celle dont il s'agit, mérite d'être prise, à tout le moins, par une très importante fraction de notre effectif, et qu'il faut être cette fois complètement édifiés sur la véritable orientation de notre groupement.

Puissiez-vous recevoir avec bienveillance cet appel qui peut, en quelque sorte, tenir lieu du referendum, avec raison proposé par un de nos confrères dans notre dernière Assemblée générale.

Veuillez en même temps agréer, Monsieur et cher Collègue, mes salutations bien dévouées.

Emile DELIVET.

N.-B. — Je dois ici un remerciement spécial, et bien senti, à l'un de nos collègues, M. Michel Brunel, et je le lui adresse en toute cordialité, avec la plus vive gratitude. Malgré le délai beaucoup trop court qui nous reste, il s'est spontanément offert, en bon camarade, à assumer les tracas et la responsabilité morale de la partie matérielle de cet appel *in extremis*, en se chargeant de le faire imprimer, adresser et expédier. Sans l'aide de ce confrère je n'aurais pu même concevoir la pensée de pouvoir lancer en temps encore utile cet opuscule qui, je l'espère, vous tombera néanmoins assez tôt pour vous permettre de prendre samedi 28 courant, à notre Assemblée Générale, une décision ferme et raisonnée sur l'avenir que vous voulez préparer à notre *Cercle*, c'est-à-dire à la **Corporation** que dans la pensée de ses créateurs, il a eu pour mission d'améliorer et d'élever, en l'organisant et la dirigeant sympathiquement et rationnellement. Si ces vues peuvent encore avoir votre approbation, montrez-le avec décision samedi, ou bien qu'on en finisse une bonne fois en montrant nettement, à ceux qui croient devoir rester fidèles à notre but essentiel, qu'ils s'épuiseraient et nous fatigueraient inutilement, par l'obstination plus longtemps affirmée d'un espoir naïvement et définitivement condamné par la majorité réelle et consciente des membres du Cercle.

Nous ne devons plus nous tromper nous-mêmes par de vagues illusions et de non moins vagues et paresseux désirs. Faisons nôtre, enfin, cette magnifique observation de M. Jaurès : « il y a trois choses qui énervent un peuple : le mensonge, la paresse et le manque d'idéal ».